TRAITEMENT

DE

L'HYPERTROPHIE DE LA PROSTATE

PAR LA MÉTHODE DE BOTTINI

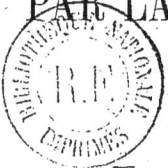

PAR

Le Dr E. DESNOS

Ancien interne des Hôpitaux.

———

(Communication faite à la Société de Thérapeutique, le 22 Mai 1901).

———

CLERMONT (OISE)

IMPRIMERIE DAIX FRÈRES

3, PLACE SAINT-ANDRÉ, 3

——

1901

TRAITEMENT

L'HYPERTROPHIE DE LA PROSTATE

PAR LA MÉTHODE DE BOTTINI

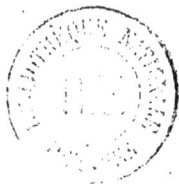

Le Dr E. DESNOS
Ancien interne des Hôpitaux.

(Communication faite à la Société de Thérapeutique)

Depuis un petit nombre d'années, les opérations portant sur la prostate hypertrophiée ont repris faveur. Cette tendance de la chirurgie reconnait des causes diverses, dont la principale est une conception plus exacte de la nature et de l'évolution même de l'hypertrophie prostatique. Sans vouloir retracer les phases par laquelle a passé la pathogénie de cette affection, je rappellerai néanmoins que, pendant les cinquante dernières années, les pathologistes étaient partagés entre deux opinions émises, l'une par Civiale, l'autre par Mercier ; pour le premier, la dysurie des prostatiques était due à une atonie primitive de la vessie, tandis que Mercier y voyait l'aboutissant d'une lutte contre la tumeur prostatique, lutte dans laquelle la vessie finissait par céder. Avec des variantes, les théories restèrent à peu près les mêmes jusqu'aux douze dernières années' époque à laquelle Launois, défendant l'opinion du Prof. Guyon, considéra le prostatisme comme une maladie générale qui n'était autre que l'artério-sclérose, frappant simultanément tous les organes de l'appareil urinaire, du rein à l'urètre.

Cette théorie, brillamment défendue, fit fortune pendant quelque temps et eut pour conséquence thérapeutique que l'ablation des tumeurs prostatiques faisant saillie dans la vessie fut abandonnée. Il semblait illogique en effet de libérer le passage de l'urine, alors que la vraie cause de la dysurie résidait dans l'impuissance du muscle vésical.

Mais des faits contradictoires ne tardèrent pas à être apportés par Casper, d'abord, puis Griffiths, Mansell-Moullin, etc. ; enfin et surtout, Motz, dans sa thèse, démontra que l'artériosclérose manquait chez un grand nombre de prostatiques et qu'elle jouait un rôle effacé dans la pathogénie du prostatisme. Je me suis convaincu pour ma part que la théorie de Launois est vraie, qu'elle répond à la réalité chez un certain nombre de prostatiques, qui sont d'ailleurs en grande minorité. Il y a donc là un diagnostic à faire avant d'instituer un traitement chirurgical.

Ce dernier n'est applicable que lorsque deux conditions primordiales sont réunies : il faut que la vessie ait conservé sa contractilité musculaire d'une part, et, d'autre part, qu'il existe au niveau du col une saillie prostatique suffisante pour faire obstacle à l'écoulement de l'urine. Dans ce cas, une opération à ciel ouvert, par le périnée ou par l'hypogastre, permet de libérer complètement le col vésical et de bien rétablir le cours de l'urine, opération aujourd'hui bien réglée et dont les résultats ne sont pas contestables. Mais elle est d'une réelle importance et, dans des cas que j'aurai à déterminer, elle me semble pouvoir être remplacée par des manœuvres plus simples, c'est-à-dire par une section galvano-caustique intra-urétrale, ou méthode de Bottini. Cette méthode est déjà ancienne, car il y a près de 30 ans que Bottini, professeur de clinique chirurgical à Pavie, l'appliqua pour la première fois. Il se bornait alors à pratiquer une cautérisation de la partie saillante de la glande à l'aide d'un cathéter dont l'extrémité seule était portée à l'incandescence. Malgré des modifications et des perfectionnements dans son instrumentation, Bottini ne vit sa méthode se répandre que lentement ; c'est à partir du Congrès de Berlin en 1890 qu'elle parvint à forcer l'attention des chirurgiens grâce aux nombreuses observations apportées par l'auteur. L'appui principal lui fut fourni par un chirurgien de Berlin, Freudenberg qui, en transformant l'instrument primitif par d'ingénieuses modifications, contribua à vulgariser cette opération.

Bien que répandue désormais, surtout en Allemagne, en Russie et en Amérique, elle rencontre encore de sérieux adversaires, et des objections graves lui sont faites : on lui reproche de donner des résultats incomplets, d'exposer à des accidents difficiles à combattre, et surtout d'agir d'une manière aveugle. J'avoue que pour ma part j'ai partagé longtemps ces préventions, mais les communications publiées ou verbales que j'ai recueillies m'ont engagé à pratiquer à mon tour cette opération, et je n'ai eu jusqu'à présent qu'à m'en féliciter.

Avant d'aller plus loin, vous me permettrez de donner une description de l'appareil et de la méthode.

La technique de l'opération est simple ; toutefois il ne faut pas se laisser prendre à l'apparence d'une simplicité et d'une facilité exagérées : c'est une opération délicate, avec laquelle des accidents sont possibles et résultent de la négligence des précautions multiples qui sont à prendre.

L'appareil de Freudenberg, de Berlin, que je vous montre en ce moment est à peu près le seul employé. Il est construit sur le modèle d'un lithotriteur, la branche mâle est terminée par une lame de platine iridié, mince et mousse ; elle pénètre et peut-être entièrement cachée dans la branche femelle, qui ressemble à celle d'un lithotriteur ; elle est canaliculée et les deux extrémités du conduit qui la parcourt sont en communication avec deux canaux de même calibre qui se continuent dans toute la tige une circulation d'eau peut ainsi être établie et empêcher que la température de l'instrument tout entier ne s'élève pendant le passage du courant.

La tige de l'instrument se termine par un pas de vis muni d'un volant qui actionne la branche mâle et lui fait exécuter les mouvements d'avancement et de retrait nécessaires à la manœuvre. A ce niveau sont fixés les fils conducteurs du cour an qui est fourni par un accumulateur muni d'un ampèremètre qu en indique l'intensité.

Si les voies urinaires sont aseptiques, il n'est pas besoin de traitement préparatoire et l'opération peut être pratiquée dès que le diagnostic aura été précisé. Un léger purgatif sera administré la veille et un lavement le matin même de l'opération. En cas d'infection, il n'en est pas de même, et la nécessité de soins antiseptiques s'impose. Si la vessie ne se vide pas, le cahétérisme sera pratiqué plusieurs fois par jour, ou bien on laissera une sonde à demeure ; très souvent, sous l'influence seule de cette évacuation, les urines redeviennent limpides ; ailleurs,des lavages antiseptiques au nitrate d'argent à 1/1000, ou au protargol à 4/1000, ou au chlorure de zinc seront nécessaires.

On commence par s'assurer du fonctionnement de l'appareil et on porte la lame de platine au degré d'incandescence qu'on veut employer. Beaucoup de chirurgiens ne craignent pas de la porter au rouge blanc ; un grand nombre d'opérations faites ainsi n'ont pas été suivies d'accidents. Je crois plus prudent d'agir avec une température plus basse et ne pas dépasser un rouge un peu vif. Quel que soit d'ailleurs le parti adopté, il importe de noter la division du cadran à laquelle s'arrête l'aiguille de l'ampèremètre lorsqu'on a obtenu la température voulue ; un aide devra ne pas quitter des yeux cette aiguille et, au moyen du régulateur, la ramener au point choisi dès qu'elle s'en écarte, car des variations surviennent au cours de l'opération.

La vessie est vidée, on y injecte, ainsi que dans l'urètre prostatique, une solution de cocaïne à 2 %, qu'on évacue au bout de trois minutes ; puis elle est remplie d'une solution d'acide borique, ou mieux de protargol à 4/1000ᵉ. L'instrument est introduit comme un lithotriteur ; les mors sont renversés de façon que leur concavité embrasse la saillie prostatique. Suivant les indications fournies par le cystoscope, on le laissera en contact avec la partie de la tumeur prostatique à attaquer : ce n'est donc pas toujours sur la ligne médiane qu'on se tiendra. L'instrument est solidement fixé de la main gauche qui l'appuie sur la prostate, puis le chirurgien,en même temps qu'il fait établir le courant électrique et la circulation d'eau froide, actionne le volant ; on le sent pénétrer dans le tissu prostatique. L'opération, est-il dit souvent, ne doit pas durer plus de deux minutes pour une section de 35 millimètres. Je pense qu'on ne peut établir un chiffre absolu, qui dépend du degré d'incandescence et de l'épaisseur des tissus ; on doit surtout porter son attention sur la résistance que rencontre le volant et accélérer le mouvement si la rotation s'accomplit très facilement. En général, deux à trois minutes suffisent.Avant de retirer la lame et de la faire rentrer dans la branche femelle, on la porte au rouge blanc pour brûler les fragments d'eschare qui s'y attachent ; puis on s'interrompt un moment.

Suivant les dispositions des lobes prostatiques, on se bornera à une seule incision, ou bien on la répètera sur chacune des parties saillantes ; deux sont, en général, nécessaires lorsque l'hypertrophie porte sur les lobes latéraux, parfois il en faut pratiquer trois, toujours en observant les mêmes précautions.

L'instrument est retiré, puis une sonde-béquille, introduite aussitôt, livre passage à une urine parfois sanguinolente, et qui entraîne de légers débris d'eschare noir rougeâtre. Des lavages sont pratiqués ; il est bon de les faire au nitrate d'argent s'il y a eu infection. Les suites sont, en général, des plus simples ; dès le lendemain, les urines ne sont plus teintées ; elles contiennent encore quelques filaments pendant les jours suivants, mais il est rare que la limpidité même de l'urine soit altérée.

Beaucoup de chirurgiens ne placent pas la sonde à demeure et laissent la miction se faire normalement. J'estime qu'il n'y a aucun inconvénient à laisser à demeure, au moins pendant les vingt-quatre premières heures, une sonde qui confère une très grande sécurité au point de vue de l'infection et de l'hématurie et qui offre, de plus, l'avantage de supprimer les douleurs mictionnelles.

Avant de préciser les indications de cette opération et d'en apprécier les résultats, je rapporterai ici cinq observations personnelles qui permettront de se rendre compte de ce qu'on peut attendre de cette opération.

Observations

OBSERVATION I. — M. Duv..., âgé de 61 ans, souffre depuis plusieurs années de troubles de la miction. Il ne présente aucun autre antécédent pathologique que des attaques de rhumatisme articulaire aigu dans sa jeunesse ; il n'a pas eu de blennorragie ; c'est vers 58 ans qu'il commença à être obligé d'uriner la nuit, mictions faciles d'abord, bientôt plus lentes que de coutume. Peu de temps après, la fréquence se fit sentir pendant le jour ; ce n'est que 18 mois

environ après que la miction devint pénible et quelquefois douloureuse, non pas à la fin, mais au départ du jet. Il fut sondé à ce
moment et quoique la vessie ne retint pas d'urine et que celle-ci
ne parût pas infectée, on pratiqua néanmoins des lavages de la
vessie, sans aucun résultat d'ailleurs.

Quelque temps après, les urines se troublèrent un peu et la miction terminale devint douloureuse. C'est à ce moment que je vis
le malade, chez qui je constatai l'état suivant : urine légèrement
trouble, tenant des filaments en suspension, canal libre ; traversée
prostatique courte, mais présentant au niveau du col un obstacle
sur lequel bute l'explorateur à boule. La vessie retient 60 grammes
environ d'une urine un peu louche, à peine plus blanchâtre à la fin
de la miction ; la vessie est sensible au contact, et intolérante à la
distension : 150 grammes de liquide provoquent un besoin violent.
La prostate, examinée par le rectum, paraît assez développée, parfaitement symétrique. Des instillations de protargol amenèrent une
amélioration manifeste, et les urines reprirent leur limpidité.

Six mois après, l'infection vésicale avait reparu et une nouvelle
série d'instillations ne donnèrent aucun résultat ; la rétention était la
même, et les douleurs devinrent un peu plus vives. Une section
galvano-caustique fut décidée et pratiquée le 23 janvier 1901.

Le malade est anesthésié par le chloroforme, et la vessie étant
lavée et aseptisée, l'instrument de Freudenberg est introduit renversé, de façon que la concavité du bec embrasse la saillie prostatique ; il est fortement assujetti dans cette position. La lame est alors
portée au rouge sombre et une section de 2 centim. 1/2 est pratiquée en 4 minutes. Après le retrait du prostatotome, une sonde-
béquille est introduite ; par elle s'écoule un liquide assez fortement
teinté ; après quelques lavages, le liquide revient à peine rosé. La
sonde est maintenue à demeure.

Le soir, la température est de 38°2, l'état général bon ; une douleur vague, contusive, reste au périnée. Le lendemain, atténuation
de cette sensation ; température normale, urine un peu rouge. Le
23 janvier, température normale, urine limpide ; la prostate examinée
par le rectum n'est ni enflammée ni congestionnée.

La sonde est retirée le 4e jour ; les premières mictions sont assez
pénibles et douloureuses pour l'expulsion des dernières gouttes, un
peu de sang s'échappe avec elles ; il existe aussi une légère rétention, qui est réduite à 20 grammes, la situation ne se modifie pas
pendant 4 ou 5 jours. A partir de ce moment, sans autre traitement
qu'un lavage boriqué tous les jours, les urines redeviennent limpides et les douleurs cessent.

Six semaines après, les mictions étaient devenues normales, la
rétention après une miction réduite à 10 grammes à peine, les
urines normales. Cet état s'était maintenu le 2 mai, l'examen cystoscopique pratiqué ce jour-là montre une brèche profonde dans la
saillie prostatique ; non pas médiane, mais latérale, comme si un des
côtés seulement de l'obstacle avait été détruit. La rétention est pres-

que nulle ; les mictions se renouvellent toutes les 4 heures et ne sont douloureuses à aucun moment.

OBSERVATION II. — M. Cla..., 60 ans, avec une excellente santé générale, a un passé urinaire assez chargé, bien que ses accidents soient peu variés. Blennorragie à 20 ans, mal soignée, pendant laquelle de petites ruptures de l'urètre ont dû se produire ; depuis lors, l'urètre n'a cessé de suppurer, avec des rémissions pendant lesquelles le canal paraissait presque sec, et des recrudescences ramenant l'affection à l'état aigu. Depuis vingt ans environ, le suintement est très peu prononcé, mais les filaments de l'urine sont toujours abondants.

Rétréci dès 35 ans, il fut dilaté à plusieurs reprises et subit une urétrotomie interne à 45 ans. Depuis lors, son canal, régulièrement dilaté d'ailleurs, est resté large, Des crises de cystite se sont montrées à diverses reprises, une fois suraiguë avec hématurie terminale le plus souvent légère : depuis l'urétrotomie, elles n'avaient plus reparu.

C'est il y a trois ans que la fréquence a reparu, mais nocturne, au lieu d'être plus prononcée dans la journée comme autrefois ; la progression de ce symptôme fut assez lente, et au bout d'un an des sensations douloureuses vinrent s'y ajouter, douleurs terminales, prolongées pendant quelques secondes, parfois quelques minutes après la miction.

Le 10 mars 1900, je constate l'état suivant : urines troubles, peu abondantes, laissant un dépôt blanc grisâtre et mélangées de nombreux grumeaux ; les mictions pénibles exigent des efforts, la nuit surtout, les dernières gouttes un peu plus chargées de pus. Par le toucher rectal : prostate volumineuse, lobe droit un peu plus gros, pas de sensibilité exagérée, canal libre, traversée prostatique longue avec un ressaut brusque au col vésical. La vessie évacuée après une miction retient à peine quelques grammes d'urine plus purulente que l'urine rendue spontanément ; elle est intolérante et n'admet que 20 grammes environ du liquide qui est expulsé violemlemment par la sonde.

Un traitement antiseptique procure quelque soulagement ; la vessie fut évacuée tous les jours et des instillations de nitrate d'argent pratiquées deux fois par semaine. Au bout d'un mois, les mictions étaient moins douloureuses, mais aussi fréquentes. Ce traitement ne fut plus suivi que d'une façon irrégulière jusqu'au mois de novembre, époque où on crut devoir placer une sonde à demeure. Celle-ci fut très mal supportée, retirée après quatre jours, l'irritation vésicale était plus prononcée qu'auparavant. De nouvelles instillations pratiquées régulièrement jusqu'au mois de janvier amènent une diminution légère de la fréquence, et la vessie devint un peu plus tolérante.

Pendant une cessation de 15 jours du traitement, l'état antérieur reparut, aussi le malade vint-il réclamer l'opération de Bottini,

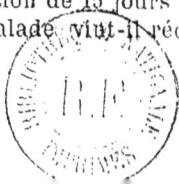

dont je lui avais parlé. Un examen cystoscopique montra des dispositions favorables, deux lobes latéraux, peu volumineux, étant reliés par une saillie transversale.

Le 19 janv., je pratique une section galvano-caustique de cette barre. Le malade étant chloroformé et la vessie remplie de liquide boriqué, l'instrument introduit est renversé, la concavité placée contre la barre prostatique, qui est sectionnée de 4 centimètres en cinq minutes environ. Une sonde de gomme introduite donne issue à un liquide à peine teinté, mélangé de débris escharifiés, rougeâtres, qui sont entraînés par un lavage. Le soir, température 37.5 ; douleur assez prononcée dans la région périnéale : au toucher, la prostate est congestionnée et un peu sensible.

Le lendemain, ces phénomènes avaient disparu. La sonde resta quatre jours en place ; les urines, sans trace de teinte sanguine, étaient presque limpides.

La miction se fit normalement, sans douleur, mais avec une certaine fréquence. Celle-ci diminuait cinq ou six jours après, puis au bout d'une semaine, les mictions étaient espacées de 4 à 5 heures ; les urines étaient limpides.

A ce moment (18 mars), survinrent tout à coup des envies fréquentes et douloureuses, en même temps que les urines se troublaient et abandonnaient un dépôt purulent épais, au milieu duquel on reconnaissait des débris sphacélés sanguinolents ; le cathétérisme et le toucher rectal ne donnèrent aucun renseignement ; cet état dura 2 jours environ et très rapidement les urines reprirent leur limpidité, la douleur et la fréquence disparurent. La prostate, examinée à plusieurs reprises, ne présenta jamais aucune trace de congestion ni d'inflammation.

Depuis lors le bon état vésical ne s'est pas démenti ; les mictions sont à peine plus fréquentes qu'à l'état normal et ne se font plus que toutes les trois heures ; toute douleur a disparu. Au cystocope, on voit la brèche faite par la lame galvano-caustique, sous la forme d'une dépression à angles arrondis.

OBSERVATION III. — M. Van..., âgé de 68 ans, ne présente aucune tare constitutionnelle, et on ne trouve pas chez lui de manifestations diathésiques. Il n'est pas syphilitique ; il a contracté, de 20 à 25 ans, deux ou trois blennorragies qui ne paraissent pas avoir laissé de traces. Grand mangeur et grand buveur autrefois, il a fait certainement des excès alcooliques.

Ce n'est que vers 60 ans qu'il a commencé à éprouver quelques troubles dans les mictions, qui deviennent plus fréquentes vers la fin de la nuit : peu impérieuses dès le début, ces mictions se répétèrent à des intervalles de plus en plus rapprochés, si bien qu'au bout de 2 ans, il fut forcé d'uriner toutes les heures environ. Les symptômes se bornaient à cette fréquence à ce moment ; le départ du jet et l'expulsion étaient relativement faciles, et il n'en avait aucune douleur.

Il fut alors sondé et il semble que les précautions nécessaires n'aient pas été prises ; car les urines se troublèrent bientôt après ; la vessie s'infecta tout à fait et des douleurs mictionnelles assez violentes apparurent : la fréquence augmenta ; aussi le malade renonça pendant près d'une année à tout traitement local, temps pendant lequel les symptômes restèrent les mêmes.

En juin 1896, il vint à Paris et je constatai l'état suivant. Urine purulente en masse et abandonnant un dépôt abondant ; urètre libre, traversée prostatique pas très longue. mais offrant une résistance brusquement franchie par un explorateur à boule ; la vessie sondée immédiatement après une miction contient 120 grammes d'urine retenue, purulente ; elle n'est pas sensible au contact et presque pas à la distension, puisqu'elle admet près de 300 grammes de liquide. Par le toucher rectal, on rencontre une prostate assez volumineuse, lisse, sans bosselures, les reins paraissent normaux. Après 3 semaines d'un traitement consistant en trois évacuations vésicales par jour, lavages boriqués et lavages nitratés tous les deux jours, les urines redeviennent à peu près limpides, mais non aseptiques : la rétention avait sensiblement diminué, revenant à 50 grammes.

Je restai près de 4 ans sans nouvelles du malade, qui vint me retrouver au mois de janvier dernier. Il avait continué à se sonder, mais au bout de 6 mois, les urines tout en restant à peu près claires, étaient émises avec des difficultés croissantes ; 18 mois après, toute miction normale avait été supprimée. Depuis cette époque, il y a près de 2 ans, M. Van..., est en état de rétention complète ; il se sonde assez régulièrement 4 fois par jour, avec beaucoup de facilité d'ailleurs, et n'éprouve le besoin que 12 à 15 heures après un cathétérisme ; dans ce cas alors, quelques gouttes s'échappent par regorgement.

Un nouvel examen me fit constater un volume peu considérable de la prostate, sans augmentation depuis 4 ans, et une rétention d'urine complète ; par le cystoscope on voyait au col vésical une simple barre transversale, très saillante, et sur les côtés deux masses peu volumineuses. La contractilité vésicale était peu considérable mais non complètement absente. Après 10 jours de lavages nitratés elle devint plus énergique : c'est alors que je proposai l'opération de Bottini.

Le 2 février, la vessie, ayant été longuement lavée et aseptisée, est anesthésiée ainsi que la portion prostatique de l'urètre à l'aide d'une solution de cocaïne à 2 %, puis remplie de 160 gr. de solution boriquée ; j'introduis l'instrument de Freudenberg et la lame, appliquée contre la prostate étant portée au rouge sombre, je trace une incision de 3 centimètres, en 4 minutes ; aucun incident ne survint ; le liquide vésical évacué par la sonde fut à peine teinté, quelques débris d'eschare seulement furent évacués. Le malade a accusé une douleur un peu vive dès le début, presque immédiatement atténuée.

Une sonde laissée à demeure fonctionna parfaitement et jusqu'au lendemain livra passage à une urine rouge très claire ; le 4, elle s'éclaircit et resta sans teinte rosée à partir du 5. Pendant tout ce temps, on ne constate aucune élévation de température, aucune sensation douloureuse, à peine un peu de gêne au périnée pendant la première journée, ainsi que de faux besoins d'uriner, rapidement calmés par un lavement d'antipyrine.

Le 8 février la sonde est retirée ; les deux jours suivants pas de résultat fonctionnel, pas de miction volontaire, et le cathétérisme reste nécessaire ; mais le 11, le malade peut rendre 50 gr. d'urine par une miction normale. Les jours suivants, la quantité d'urine rendue varie pour chaque miction entre 40 et 50 grammes, et dans les 24 heures s'élève à 600 grammes environ.

Néanmoins, le 20 février, la vessie contenait encore, après une miction, 200 grammes d'urine. Le malade quitte Paris, ne se sondant plus qu'une fois dans les 24 heures.

Il est revu le 15 avril ; la situation est restée la même, les mictions spontanées sont possibles, mais la vessie retient encore 200 grammes environ d'urine, qui reste trouble, mais à un degré moindre qu'avant l'opération ; les besoins se renouvellent toutes les deux heures environ. L'état général est excellent.

Observation IV. — M. Rey..., 66 ans, offre d'assez nombreux antécédents pathologiques : fièvre paludéenne, rhumatismes, etc., qui paraissent n'avoir eu aucun retentissement sur l'appareil urinaire. De ce côté, il a eu des difficultés de miction dues à une étroitesse congénitale du méat, avec adhérences balano-préputiales, soumises à de nombreux traitements sans succès définitif jusqu'à une opération plus complète, consistant en une large excision ; depuis ce moment, il y a 10 ans, la miction est parfaitement normale.

Ce n'est que depuis 3 ans qu'il a de nouveau présenté des troubles mictionnels, consistant en une fréquence plus grande ; mais bientôt il eut des douleurs terminales assez vives ; des cathétérismes répétés, des lavages, n'amenèrent aucun soulagement.

Le 1er mars, les urines sont très légèrement troubles ; les mictions se renouvellent toutes les heures environ, peut-être plus souvent la nuit, le départ du jet se fait assez difficilement et s'accompagne d'une sensation douloureuse. Par le rectum, prostate peu volumineuse assez sensible à la pression. Le cathétérisme donne issue, après une miction, à 40 grammes environ d'urine ; la vessie est contractile et tolère environ 120 grammes de liquide.

Au cystoscope, on voit une saillie prostatique médiane se prolongeant en barre latéralement.

Devant l'échec des traitements palliatifs déjà suivis, l'opération de Bottini est proposée, acceptée, et pratiquée le 5 mars. La section de la saillie prostatique se fit en 3 minutes et, immédiatement après, une sonde-béquille donna issue à un liquide à peine teinté ; elle fut laissée à demeure pendant trois jours.

Dès le lendemain du retrait de la sonde, le malade urine facilement, sans avoir besoin de faire des efforts comme auparavant ; l'urine est limpide avec quelques filaments. Une sonde introduite après une miction ne retire plus que 10 grammes d'urine environ.

Quinze jours après l'opération, le malade, qui n'a plus été sondé, a été pris de besoins fréquents et impérieux, presque subitement, et le lendemain les urines se troublèrent et restèrent chargées d'une assez forte proportion de pus, puis trois jours après, cet état diminua ; la prostate, examinée par le rectum à ce moment, présente des signes de congestion légère et une épididymite se déclare ; mais les urines redeviennent tout à fait claires, la miction normale et la rétention nulle.

Observation V. — M. C..., 63 ans, ne présente pas d'autres antécédents que des blennorragies assez nombreuses : il aurait eu, il y a une trentaine d'années, un rétrécissement soumis à la dilatation.

Il n'a rien éprouvé du côté des voies urinaires jusqu'aux trois dernières années ; à ce moment, les besoins furent un peu plus fréquents et surtout la miction plus difficile ; des efforts étaient nécessaires, la nuit surtout, et n'amenaient souvent qu'une faible quantité d'urine. A ces difficultés se joignit bientôt une douleur qui se prolongeait après la miction ; très variable dans son intensité, quelquefois à peine appréciable, ailleurs violente. Les urines paraissent être devenues troubles vers la même époque.

Il y a un an, il suivit un traitement local ; on lui pratiqua des instillations de nitrate d'argent qui amenèrent une amélioration et tout au moins parurent rendre l'urine limpide, mais seulement pendant quelques semaines à peine ; voilà sept ou huit mois que le malade reste dans la même situation, souffrant par intermittences, surtout tourmenté par un besoin d'uriner très fréquent.

Le 22 mars, mon exploration me montre un canal libre, une traversée prostatique longue et régulière ; un ressaut très net au col vésical ; la vessie vidée par la sonde aussitôt après une miction contient 40 grammes environ d'urine un peu blanche ; elle se contracte vigoureusement et le liquide est chassé avec force par la sonde, propulsion qui contraste avec la faiblesse de la miction normale.

Le toucher rectal permet de constater une prostate peu considérable, sans déformations. Par contre, le cystoscope montre une saillie prostatique assez considérable, mamelonnée, presque médiane un peu inclinée à gauche.

Le 28 mars, je pratique une section galvano-caustique : la vessie, étant aseptisée et anesthésiée avec une solution de cocaïne à 2 0|0 ; l'instrument de Freudenberg est introduit, renversé, et le bec tourné en bas et légèrement à gauche dans la direction connue de la saillie prostatique. La lame étant portée au rouge, trois minutes et demie suffisent pour la faire progresser de 4 centimètres. Une sonde introduite aussitôt après livre passage à un premier jet d'urine très

rouge, coloration qui s'atténue ; le lavage boriqué ramène un liquide à peine coloré. Les sensations douloureuses ont été insigni-
fiantes.

La sonde est laissée à demeure jusqu'au 31 mars, temps pendant
lequel aucun incident n'est à signaler, sinon la température, qui
s'élève à 38°3 le premier soir pour retomber à 37°. Une gêne douloureuse par instants se manifeste au périnée.

Pendant le quatrième jour, retrait de la sonde, les mictions furent
cuisantes, mais la fréquence diminua. Dès le sixième jour, le malade
urine à peu près normalement ; à la fin, une sensation légère de
cuisson se manifeste. Explorée le 15 avril, immédiatement après
une miction, la vessie se vide complètement, l'urine est limpide et
paraît aseptique.

Le 3 mai, la situation est devenue tout à fait bonne, le malade peut
rester quatre heures sans uriner. Enfin, le 15 mai, un examen cys-
tocopique permet de constater que la saillie prostatique est divisée
par une brèche à contours arrondis et que la muqueuse vésicale est
à peu près normale.

Les quelques faits que je viens de rapporter n'auraient pas
une grande signification s'ils ne concordaient avec les résultats
des nombreuses observations publiées à l'étranger ; ils permet-
tent, à mon sens, de dégager en partie les avantages et les indications de la section galvano-caustique de la prostate.

La condition qui domine cette indication est, on l'a vu, la con-
servation de la contractilité vésicale ; dans quatre de nos observation, les résultats définitifs ont été bons, et médiocres dans
l'observation III, qui a trait à une rétention complète, à une vessie distendue depuis longtemps. Il ne faut pas conclure de la
faiblesse du jet constaté à un premier examen à une abolition
de la puissance musculaire ; celle-ci peut se réveiller dans deux
conditions : d'abord, quand la vessie habituellement distendue
est soumise à des évacuations régulières ; ensuite quand les
parois infectées sont l'objet d'un traitement qui les rend aseptiques ou en diminue l'infection. Après ce double traitement,
on voit souvent entrer en contraction une vessie qui en avait
depuis longtemps perdu la faculté.

Plus délicates sont à diagnostiquer les dispositions de la prostate qui sont justiciables d'une action galvano-caustique. Il
n'existe pas de rapport absolu entre le volume de la prostate
et la rétention d'urine ; des malades urinent normalement et

vident leur vessie, alors que le doigt introduit dans le rectum y rencontre une volumineuse saillie prostatique. Au contraire, l'existence d'une glande de petite dimension coïncide ailleurs avec la rétention d'une grande quantité d'urine. C'est que les saillies plus ou moins pédiculées qui entourent le col vésical jouent un rôle prédominant ; or, elles peuvent se développer et acquérir un volume important même lorsque le corps de la glande augmente peu de volume. Enfin, les dispositions qu'elles affectent donnent l'explication de faits cliniques en apparence contradictoires ; une simple saillie en forme de luette, une barre transversale, jouent le rôle de soupape et oblitèrent le col au moment de la miction.

La connaissance de la topographie de la région vésicale est donc de toute importance et rend un examen direct nécessaire ; les explorateurs ordinaires donnent quelques indications, presque toujours imparfaites ; aussi l'usage du cystoscope est-il indispensable. Grâce à lui, on a la région tout entière sous les yeux et on est à même de décider non seulement de l'utilité de l'opération, mais aussi d'en arrêter les détails opératoires.

La réunion de ces deux conditions ne suffit pas pour opérer, car un certain nombre de vieillards qui les présentent n'en souffrent pas et peuvent arriver ainsi à un âge avancé. Mais dès que des symptômes certains du prostatisme se manifestent, que la fréquence apparaît, que la rétention s'établit et augmente, que les douleurs et l'infection menacent, on est en droit d'intervenir et le plus tôt sera le mieux.

J'aborde ici une question capitale, c'est l'âge du malade, qui tient le pronostic sous sa dépendance. Plus les observations se multiplient, et plus il devient évident que les seuls résultats excellents ont suivi des opérations pratiquées sur des sujets relativement jeunes. C'est chez eux qu'on a vu la rétention diminuer, ou même disparaître complètement, la fréquence s'atténuer et surtout l'amélioration obtenue se maintenir. Et cela devait être si l'on considère les conditions pathogéniques : en avant d'une vessie fatiguée, s'élève et grandit un obstacle qui l'oblige à des contractions plus puissantes ; elle luttera pendant un temps d'autant plus long que le malade sera plus résistant, mais elle finira par succomber et se laisser distendre. Un prostatique est alors comparable

à un malade atteint de rétrécissement de l'urètre : il ne vien-
drait à personne aujourd'hui la pensée d'abandonner ce dernier à lui-même, et de ne pas lever l'obstacle ; sans pousser
trop loin l'analogie, il faut bien cependant reconnaître combien
sont semblables les situations des uns et des autres. L'inter-
vention semble même plus urgente auprès d'un prostatique dont
la vessie moins jeune et moins résistante se laissera plus facilement forcer.

Aussi est-ce pour ces cas que l'opération de Bottini trouve
des indications particulières. Sans doute, une opération à ciel
ouvert vise un résultat plus précis et plus complet. Mais en
présence des cas de début, alors que les symptômes se rédui-
sent à peu de chose, et qu'on cherche à sauvegarder l'avenir,
le chirurgien peut hésiter à pratiquer une taille hypogastrique
ou périnéale, opérations d'une importance réelle. Au contraire,
l'opération de Bottini, faite sur des organes aseptiques, chez un
sujet résistant, est suffisante pour lever un obstacle léger et
peu considérable, et empêcher ainsi l'évolution du prostatisme
dans un grand nombre de cas.

A l'étranger, les indications de l'opération semblent un peu
différentes, et certains chirurgiens la pratiquent contre la rétention complète. Assurément, elle rend des services dans ces
cas, en tant que méthode palliative ; je pense cependant que
lorsque les voies urinaires sont très infectées, il vaut mieux
ouvrir largement la vessie, agir sur la prostate et ne pas refer-
mer immédiatement la cavité vésicale. Laisser la plaie produite
par le couteau galvanique en contact avec un liquide infecté
dans une cavité close me semble dangereux, et la plupart des
accidents signalés reconnaissent cette étiologie.

Des accidents sont en effet possibles, et l'innocuité de l'opération de Bottini est loin d'être absolue : l'hémorragie est rare ;
tout au moins atteint-elle rarement une importance notable ;
le plus souvent, il s'agit d'infection : prostatite et périprosta-
tite, pyélite et pyélonéphrite, accidents généraux d'intoxication
urineuse, dont la nature vient confirmer les réserves que j'é-
mettais à l'instant au sujet de l'incision galvano-caustique
chez les sujets infectés.

Quoi qu'il en soit, j'estime que l'opération mérite d'entrer
aujourd'hui dans la thérapeutique du prostatisme. Il ne faut

pas en faire, ainsi qu'elle paraît être aux yeux de certains chirurgiens étrangers, une panacée, et ne pas lui reconnaître de contre-indications ; vouloir l'appliquer à tous les cas, indistinctement, est assurément le meilleur moyen de la déconsidérer.

Réservée aux malades aseptiques ou peu infectés, à ceux chez qui la sonde passe difficilement, aux sujets d'un âge médiocrement avancé, aux petits cas et aux cas moyens en un mot, elle constitue une opération peu dangereuse, efficace, facilement acceptée des malades, et dont l'application me paraît devoir s'étendre, sinon se généraliser.

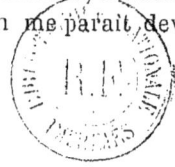

Clermont (Oise). — Imprimerie Daix frères.

www.ingramcontent.com/pod-product-compliance
Lightning Source LLC
Chambersburg PA
CBHW050500210326
41520CB00019B/6291